三分钟知胆病

2

赵刚 王毅兴 编著

U0274346

同济大学出版社·上海

前言

胆囊良性疾病患者占正常人群的 10%～20%，该病目前已经是我国社区十大常见病之一，国内每年的胆病手术超过 400 万例。编者从事胆囊良性疾病的临床诊疗工作近 35 年，每天都要面对许多胆病患者。通过与这些胆病患者的交流，编者筛选出他们最想了解的知识，并从 5 年前开始，持续在"好大夫"和"微医"平台发表了一些科普文章。

这本关于胆囊良性疾病诊断和治疗的科普漫画书源于编者和社区工作人员周大哥的一次聊天。周大哥是个热心人，也是小区的物业管理负责人，每当社区居民出现胆病问题，他都会第一时间来找编者咨询。周大哥曾多次表达想在小区宣传栏里张贴胆病知识宣传资料的愿望。编者在门诊中也接触到众多胆病患者希望了解更多的胆病知识。对于这些患者，胆病知识说深了听不懂；说简单了，患者隔一两天又到门诊挂号继续询问，医患沟通很困难。为了让非医学专业的胆病患者和普通人群更容易地理解胆病知识，编者编写了本书。

本书内容来自编者 5 年间所著 320 余篇科普文章，这些文章目前已有近 500 万次的阅读量。本书筛选出了其中点击量最大，也是胆病患者最关心的 10 个问题，并以漫画的形式再创作。一个问题为一篇，每篇漫画10页左右，阅读一篇漫画的时间约3分钟，这也是书名的由来。

本书的漫画内容主要为医生（赵医生）及患者之间的对话。首先，由患者陈述各种胆囊及胆管的病症，漫画尽可能还原门诊患者的病痛、心情和顾虑等；之后，由赵医生针对患者的提问进行解答，简明扼要地阐述疾病的发生原因、临床表现、临床检查、鉴别诊断及治疗方案等；最后，由赵医生向患者讲述术后居家康复等方面的问题。

特别感谢本书插画作者王诗圆，她的作品色泽鲜艳、构思巧妙，让本书为更多的患者及家属所喜爱。也衷心希望本书的出版为预防胆病发生，减少胆病引起的并发症，节约国家医疗资源，挽救患者生命做出一份贡献。

由于编者学识及笔力有限，书中若有不当之处，恳请各位读者批评指正！

赵刚、王毅兴

2021年6月

目录

1

B 超造影和增强 CT 哪一个诊断胆囊病变更准确？

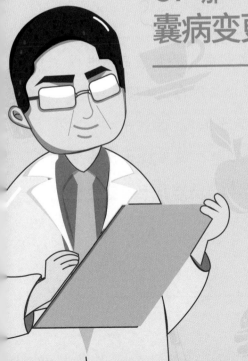

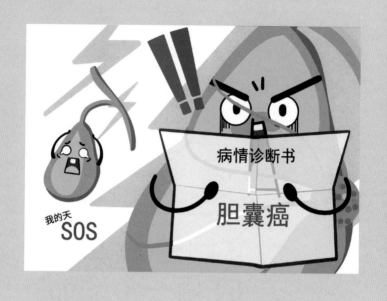

胆囊疾病为临床常见病，胆囊癌是恶性程度非常高的一种胃肠道肿瘤，其预后较差，总的5年生存率低于10%，术后平均5年生存率不到40%。因此，胆囊良恶性病变的早期，准确的诊断对其治疗方案的选择及预后有重要意义。

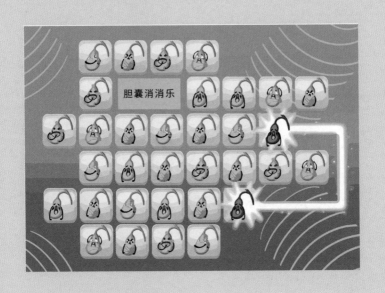

常规超声是胆囊病变的重要检查手段，但B超上早期胆囊癌与胆囊炎性息肉、腺瘤性息肉、胆固醇息肉、胆囊腺肌增生等良性病变表现相似，使得胆囊癌的早期诊断非常困难。目前认为，胆囊壁单发结节大于10毫米、

患者年龄大于50岁、伴发胆囊结石均是发生胆囊癌的高危因素。

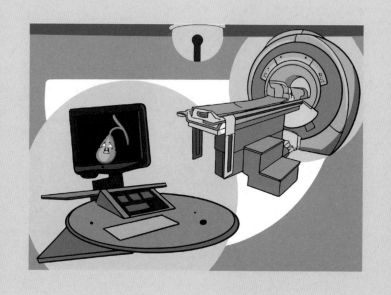

常规超声在胆囊病变良恶性的鉴别诊断上有困难，需要借助超声造影和增强CT。超声造影能对组织与病变的微血管灌注进行实时动态的观察，能更准确地为病变的定性诊断提供重要信息。增强CT能显示病变内部血流灌注情况，是目前对胆囊病变进行定性诊断的主要影像学检查方法。

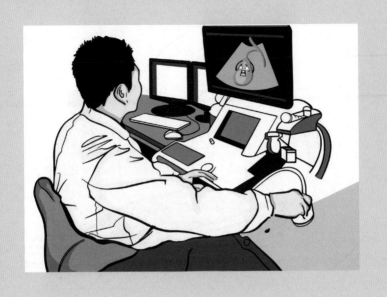

超声造影检查：检查前常规禁食 8 小时，首先行超声检查以观察病变部位、大小、形态、边界及囊壁厚度和血供情况，然后从肘静脉注射稀释的造影剂，继而快速推注 5 毫升生理盐水。注药同时记录图像，

并观察病灶及其周围正常胆囊壁和肝脏回声的变化过程。

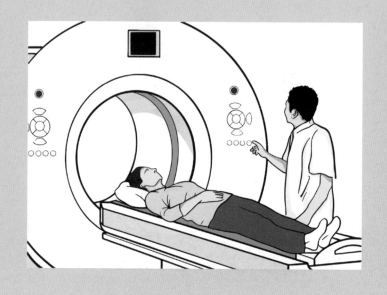

增强 CT 检查：患者空腹 8 小时以上，检查前 15～20 分钟饮清水 500 毫升，首先行常规平扫，然后经肘静脉注射造影剂，速率为 3 毫升/秒，分别在注射造影剂后 30 秒、60 秒行动脉期和门脉期扫描，同时记录图像。

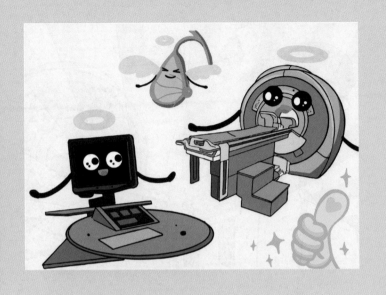

单用超声造影，其诊断胆囊恶性病变的敏感度、特异度及准确性分别为 78%（53/68）、78%（14/18）、78%（67/86）；单用增强 CT，其诊断的敏感度、特异度及准确性分别为 75%（51/68）、56%（10/18）、71%（61/86）；联合应用上述两种检查方法，其诊断的敏感度、

特异度及准确性分别为 84%（57/68）、56%（10/18）、78%（67/86）。二者结合有助于提高胆囊恶性病变诊断的准确性。

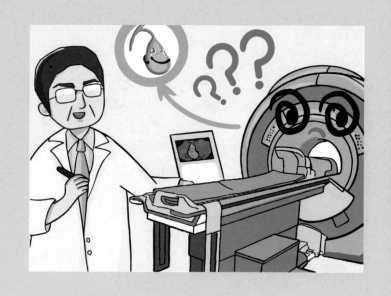

仅表现为胆囊增大、胆囊壁轻度增厚、囊腔内无明显肿块的胆囊癌，会导致超声造影和增强 CT 误诊、漏诊或诊断不明确。但是，相对于超声造影，增强 CT 在病变对周围组织的侵犯情况的显示、腹膜后淋巴结转移的查明，以及位于超声检查盲区的肝内转移病灶的检出方面有一定的优势。

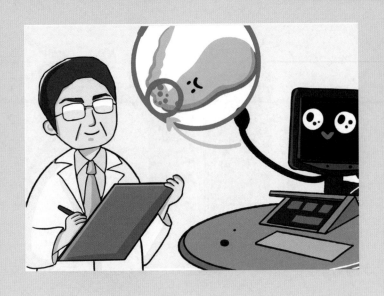

相较于增强 CT，超声造影因具有实时动态观察的优势，在单个病灶微血管灌注的评估上可提供更多的信息，特别是对于增强 CT 容易误诊、漏诊的胆囊颈部病变。

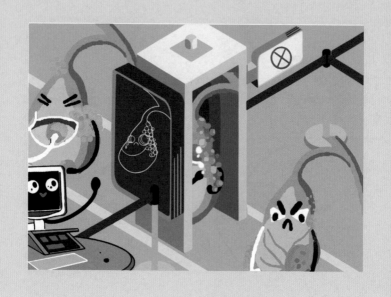

总体来说，超声造影相比增强 CT 具有以下优点：① 操作简单且没有放射性，安全性好；② 超声造影剂只停留在血管内，能更准确地反映组织的血流灌注特点，且造影剂由肺排出，不增加肝、肾器官的负担；③ 能够实时观察病灶，并可捕捉到增强过程中的细节。

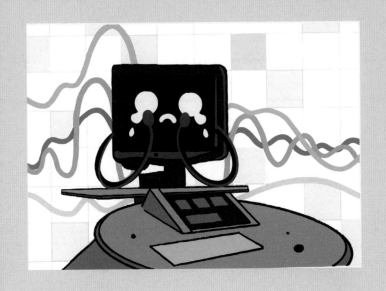

但超声造影也有其局限性：①易受胃肠道气体影响；②对少血管型的肿块评价存在一定困难，各种局灶性病损的造影表现有一定的重叠现象；③造影增强时间较短暂，操作和观察时间受限；④造影过程受呼吸影响较大，图像不稳定，不利于数据分析。

B超造影和增强CT哪一个诊断胆囊病变更准确？

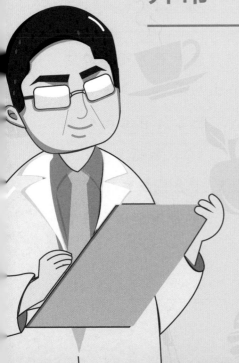

2

胆石症与营养异常

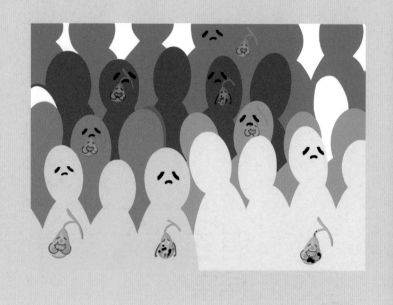

近十年来，中国胆石病患者中胆固醇结石与胆色素结石的比例由 1.4：1 上升至 3.4：1，胆囊结石与胆管结石的比例由 1.5：1 上升至 7.4：1。临床数据显示，约 80% 的结石分布于胆囊，以胆固醇结石为主，胆色素类的胆管结石仅占所有胆道系统结石的 10% 左右。

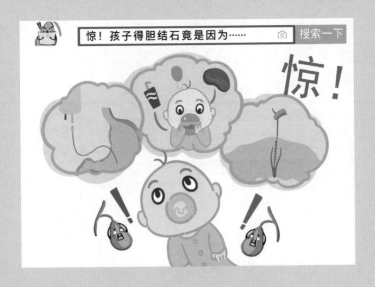

更惊人的是，有关新生儿、婴幼儿和较大儿童患胆石症的报道日渐增多。估计这与临床某些治疗如长时间禁食、完全胃肠外营养、小肠切除等有关，也可能是溶血性疾病、儿童肥胖等因素造成的。

胆结石与营养异常

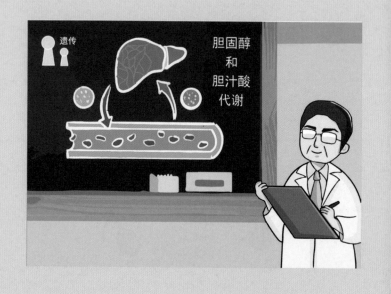

胆石症的病因可以归纳为：① 胆固醇和胆汁酸代谢障碍；② 胆管感染；③ 饮食因素；④ 遗传因素。除此以外，胆石症还可继发于某些疾病，如糖尿病、肝硬化、甲状腺功能减退、溶血性疾病等。

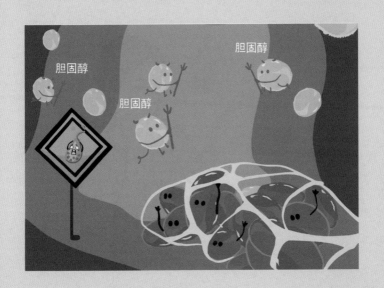

当血液和胆汁中胆固醇浓度升高时，形成胆固醇结石的可能性也会增加。无胆固醇结石的人群，其胆汁中胆固醇呈过饱和状态的比例为50%；患有胆固醇结石的人群，其胆汁几乎100%呈胆固醇过饱和状态。

　　　　　　　　　　胆结石与营养异常

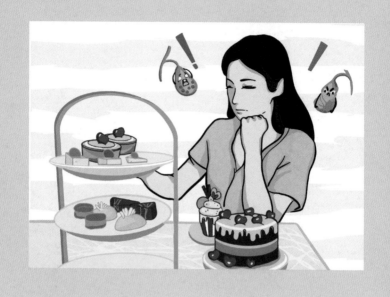

糖类的摄入与胆石症的发生也呈正相关，尤其是女性患者。在调查中显示，胆石症的发生与精制糖摄入有较大关联，因为过多摄入糖类会在体内形成大量脂肪，人体血液中脂肪过多则会增加胆汁中胆固醇的含量。

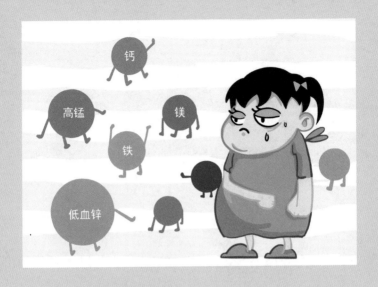

钙的摄入与胆石症的发生呈负相关，其能减少结肠对于二级胆盐的再吸收。缺铁被认为是女性胆石症的发病因素之一，主要原因是缺铁导致肝酶活性改变，进而促进胆固醇结晶的形成。镁缺乏也被证实为引发胆石症的危险因素之一。另外，胆石症患者还常伴有低血锌、高锰血症和高铜血症现象。

胆结石与营养异常

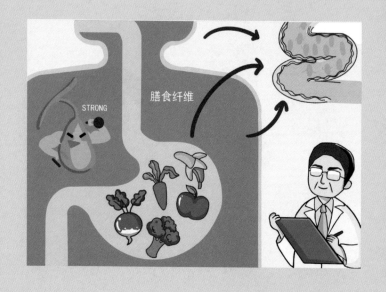

调查表明，蔬菜摄入量下降与胆固醇结石发生率升高之间有密切关系。食物中的膳食纤维能够促进肠蠕动、减少脱氧胆酸生成，并降低胆汁中胆固醇的浓度，使之呈不饱和状态，进而可以降低血清胆固醇以及胆汁胆固醇饱和指数，从而降低胆石症发生的风险。

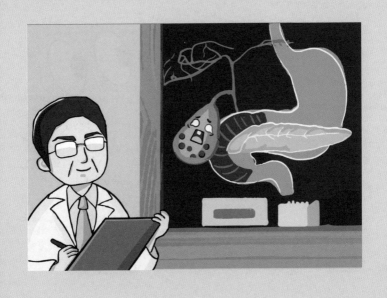

完全胃肠外营养在短肠综合征、急性坏死性胰腺炎、危重患者的救治中发挥了不可替代的作用。但完全胃肠外营养会导致肠黏膜损伤、细菌移位、代谢紊乱等，使肠道无法刺激胆囊正常排空，造成胆囊排空障碍、胆汁淤留和结石形成。

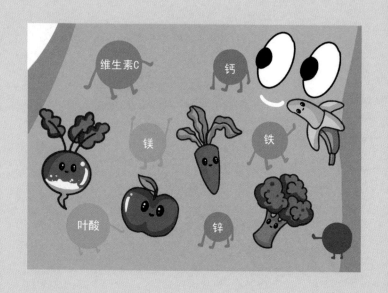

降低胆石症的患病率和复发率主要依靠膳食干预治疗，包括：① 增加膳食纤维（可溶性或不可溶性）；② 增加钙、镁、锌、铁、叶酸及维生素 C 等微量营养素的摄入，可作为防治胆石症的营养干预措施；③ 减少精制糖、饱和脂肪和胆固醇的摄入可降低患胆石症的风险。

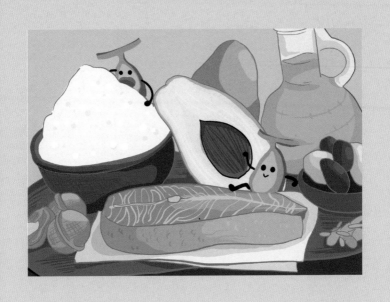

利胆，即促进肝脏分泌胆汁和稀释胆囊胆汁、减少胆囊泥沙样沉淀及形成胆石的概率。增加饮食中的利胆因素有助于胆石症的防治。不同食物成分刺激胆囊收缩的程度不同，按照从强到弱依次为：脂肪，刺激性调味品，蛋白质，碳水化合物。

因此，在日常生活中可适量进食这些食物成分，以调节胆囊的收缩能力。

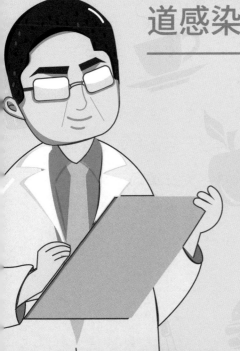

3

胆囊结石引起的并发症：胆道感染

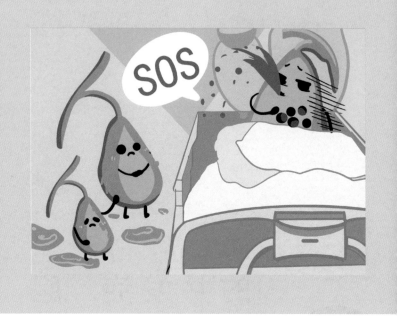

结石是发生胆道感染最主要的原因，因结石引起的急性胆管炎所占比例高达 48%。急重症胆道感染具有起病急、进展快、并发症多和病死率高的特点。细菌和毒素可通过血管和淋巴系统进入全身循环，发生感染性休克或多个脏器功能损害，这是导致患者死亡的主要原因。

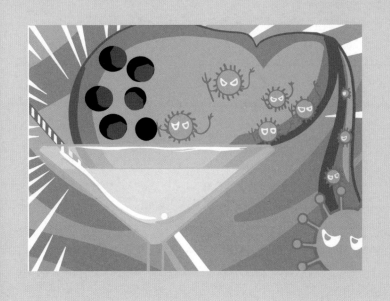

正常情况下，胆汁为无菌的体液，细菌侵入和胆管梗阻导致的胆汁淤积是发生胆道感染的两个重要因素。胆管内的细菌直接或间接来自肠道，导致形成胆管结石，进一步加重胆管梗阻，诱发感染。而反复的胆管炎又会引起胆管的纤维化，进一步加重梗阻。

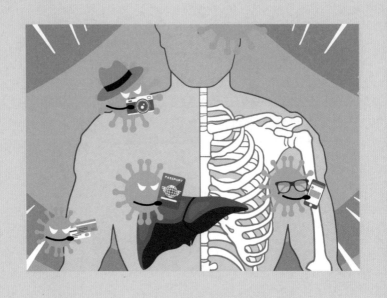

胆道感染时主要表现为上腹疼痛、高热寒战
和黄疸的三联征，严重者还伴发感染性休克
及神志改变，称为五联征。胆道梗阻引起的
胆道感染则以反复的发热寒战为主要症状，
可有肝区触痛及叩痛表现，实验室检查可见
白细胞数升高，可有肝功能损害。

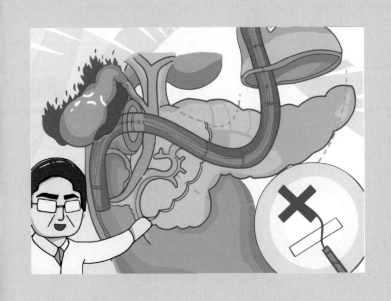

急性胆囊管结石梗阻引起的急性胆囊炎，患者一般情况较差，不能接受胆囊切除术时，可行经皮经肝胆囊穿刺置管引流术，待感染情况得到控制后再行胆囊切除。也可以采用内镜下的十二指肠乳头括约肌切开术、鼻胆管引流和塑料内支撑管引流等手段。

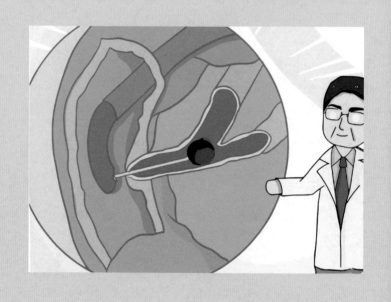

十二指肠乳头括约肌切开术的优点在于引流的同时可以取出胆管内的结石以解除急性胆管梗阻，但因其为有创的治疗方法，急性重症胆管炎的患者不宜行该法治疗。鼻胆管引流则不存在该类禁忌，可以观察引流情况，但是还需要再次行取石操作。经皮经肝胆囊穿刺置管引流术则一般作为次选，而肝门胆管梗阻时应首选该操作行胆管引流减压。

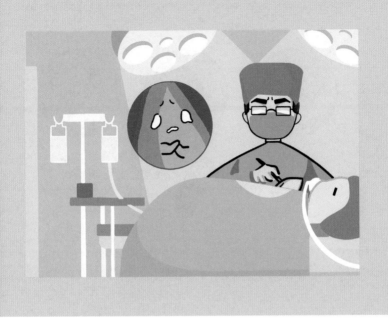

一般来说，发病后 48 ~ 72 小时，经非手术治疗无效或病情恶化、并发急性化脓性胆管炎等并发症者建议手术治疗。如患者一般情况稳定，首选早期行腹腔镜胆囊切除术；而中度急性胆囊炎如行胆囊切除有困难者，可先行胆囊造瘘或经皮经肝胆囊穿刺置管引流术，待情况好转后行二期手术切除胆囊。

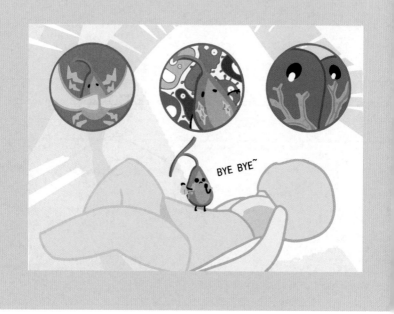

急性非结石性胆囊炎一般建议早期行胆囊引流处理，如症状无明显改善者，需考虑切除胆囊。而慢性胆囊炎患者在明确诊断后，建议根据患者症状择期行腹腔镜胆囊切除术。有急性肝内胆管炎患者的处理重点同样在胆道引流和解除梗阻。需要注意的是，任何肝切除都应在急性胆道感染完全控制后进行。

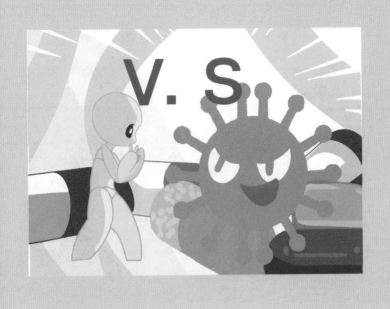

由于胆道感染的致病菌多为革兰氏阴性菌，故而一般首先考虑应用对革兰氏阴性菌敏感的抗生素；如3～5天后临床症状改善不明显，应考虑合并革兰氏阳性菌感染，此时可改用或加用对革兰氏阳性菌较敏感的抗生素。

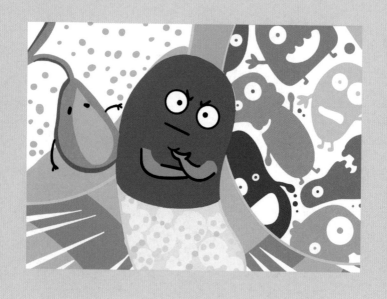

抗生素治疗既要考虑抗菌药物对病原菌的敏感性，亦要注意不同抗生素的胆汁浓度分布。理想的抗生素联合给药应能有效地覆盖抗菌谱，并可维持较长时间的有效血药浓度和胆汁内高浓度。但应注意同时对原发感染灶作有效引流，以达到最佳的治疗效果。

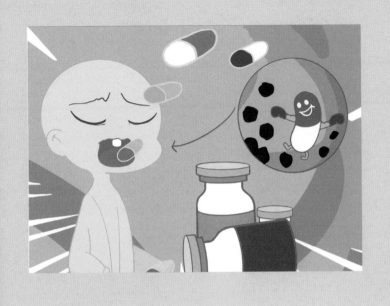

头孢菌素类药物是临床最为常见的抗菌药物种类。第一代头孢菌素对革兰氏阳性菌作用强，其中头孢唑林是最强的；第二代头孢菌素对革兰氏阴性菌作用强，如头孢呋辛；第三代头孢菌素对革兰氏阴性菌的抗菌活性强于第二代，可选用的有头孢哌酮、头孢他啶等。

4

胆囊切除不完整会怎样？

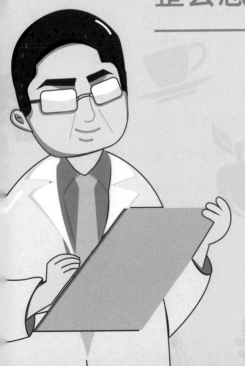

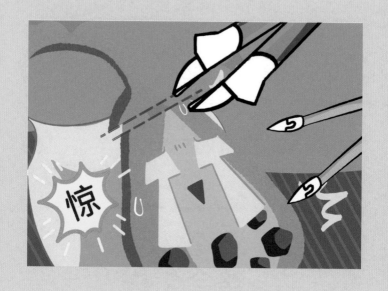

胆囊切除不完整称为残株胆囊疾病，是胆囊切除术后综合征中的一种，包括残株胆囊炎、残株胆囊结石、残株胆囊癌变等。残株胆囊疾病的发生多与第一次手术有关，随着腹腔镜胆囊切除术的广泛应用，残株胆囊疾病的发病率有所增加。

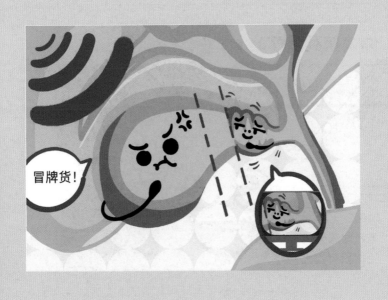

残株胆囊疾病是由于胆囊切除不完全，术后胆囊残留或胆囊管残留过长逐步形成的囊腔结构，可并发炎症及结石，引起类似胆囊炎的临床症状，大多数发生于急诊手术后的患者。如果胆囊切除术后再次出现术前症状，结合影像学检查多可明确诊断残株胆囊疾病。

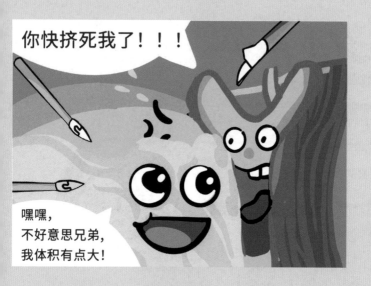

残株胆囊疾病的发生可能与以下因素有关：
① 胆囊三角区解剖变异；② 急性胆囊炎导致胆囊三角区解剖不清；③ 慢性萎缩性胆囊炎导致胆囊三角区粘连严重难以解剖；④ 麻醉和切口原因导致术野暴露不佳；⑤ 术者技术原因。

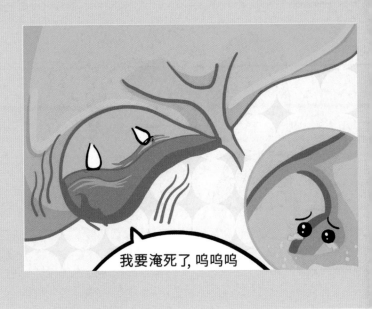

残株胆囊容易与胆囊术后的胆囊窝积液混淆。术后胆囊窝积液常常发生于手术后早期，超声检查显示胆囊窝积液位于胆囊窝中下部，边缘不规则，为无包膜的液性暗区，是局部组织水肿致积液形成，多可自行吸收，短期内复查液性暗区可缩小或消失。

　　　　胆囊切除不完整会怎样？

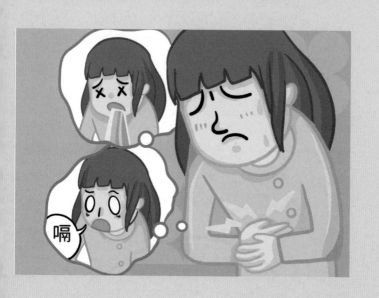

胆囊切除术后患者出现上腹或右上腹疼痛、饱胀、嗳气、呃逆等不适症状时不能轻易地诊断为胃病或胆囊切除术后综合征，要进一步进行超声等影像学方面的检查，避免遗漏残株胆囊疾病。

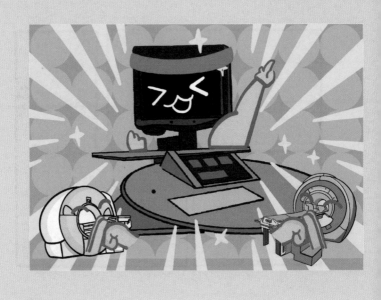

超声检查具有方便、无创、可重复、价廉等优点，在诊断残株胆囊疾病方面相对于 CT、MRI 等其他影像学检查，性价比更高，可作为残株胆囊疾病诊断的首选检查方法。残株胆囊疾病术后出现症状时间为 30 天～5 年，术后 1 个月～10 年需定期复查超声。

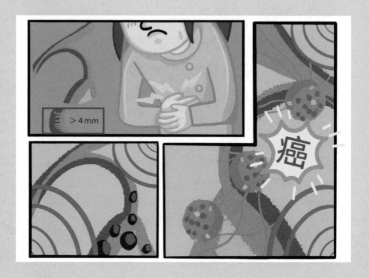

残株胆囊壁厚大于4毫米且伴右上腹痛，可诊断为残株胆囊炎；若囊腔内有结石回声，可诊断为残株胆囊合并结石；如果残株胆囊壁不连续、边界不清、探及团块状回声，则考虑为残株胆囊癌变。

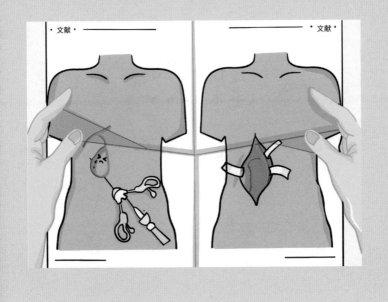

有文献报道，腹腔镜胆囊切除术后胆囊管残留部分过长及胆囊管残留结石的发生率远高于开腹胆囊切除术。腹腔镜胆囊切除术中一旦有解剖不清及可疑病理情况应果断转开腹手术。

　　　　　　　　胆囊切除不完整会怎样？

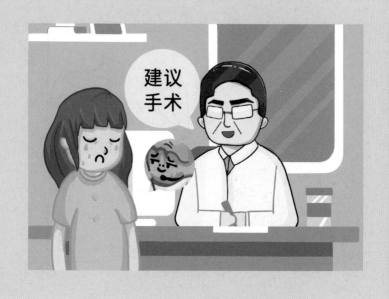

过去认为无症状的残株胆囊可长期观察，但是残株胆囊有恶变可能。因此，确诊残株胆囊后应定期复查或者手术治疗，有症状的残株胆囊或残株胆囊合并胆道疾病的患者，建议手术切除残株胆囊。

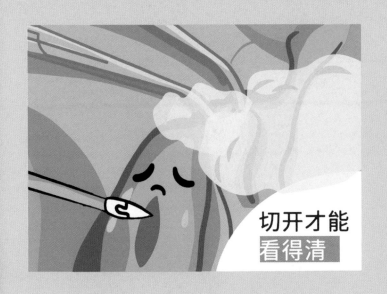

预防残株胆囊疾病方法：① 急性胆囊炎，发病大于 72 小时，若能通过非手术治疗控制炎症发展，应在控制后再行手术；② 若炎症发展不能控制，需手术治疗。术中胆囊三角区解剖不清，可切开胆囊从胆囊腔内探查胆囊管走向，决定胆囊管结扎切断部位。

胆囊切除不完整会怎样？

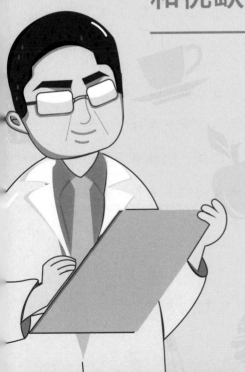

5

胆囊手术的方式和优缺点

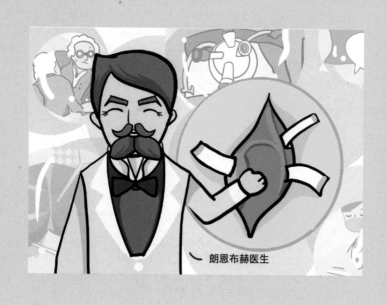

朗恩布赫医生

100多年前，德国医生朗恩布赫（Langenbuch）实施了第一例开腹胆囊切除手术。随着科学技术的进步，现在的手术方式多样，有腹腔镜胆囊切除手术、经脐单孔腹腔镜胆囊切除手术、经自然腔道胆囊切除手术和腹腔镜结合内镜的保胆取石等。

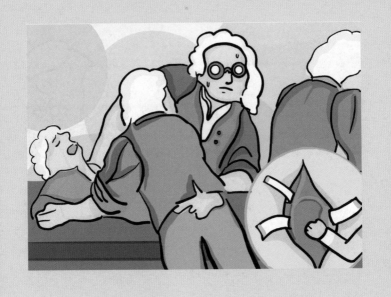

开腹胆囊切除手术：朗恩布赫（Langenbuch）于 1882 年为一位遭受胆绞痛之苦长达 16 年之久的 43 岁男性施行了世界上首例开腹胆囊切除手术。随着医疗水平的提高，胆囊切除手术的并发症和死亡率逐年降低，疗效逐渐提高，成为早期治疗胆囊结石的"金标准"。

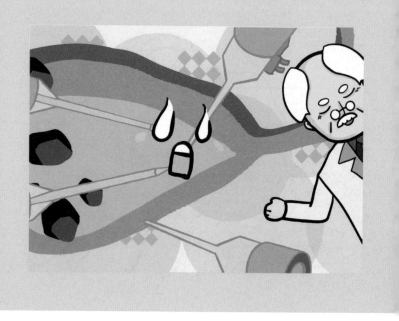

腹腔镜胆囊切除手术：1987 年，法国里昂的穆勒特（Mouret）医生完成世界上第一例腹腔镜胆囊切除手术。腹腔镜手术具有手术创伤小、出血少、术后疼痛轻、恢复快等优点，迅速在医学界掀起热潮。目前腹腔镜胆囊切除术已成为治疗胆囊结石新的"金标准"。

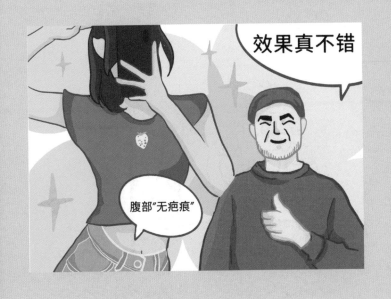

经脐单孔腹腔镜胆囊切除手术：现如今，患者在要求手术安全的同时，对切口美容的要求也越来越高。外科医生开始借助腹部天生的疤痕（肚脐），经脐部应用腹腔镜技术切除胆囊，切口隐藏在脐部，术后疼痛更轻，恢复更快，几乎可以达到腹部"无疤痕"的效果。

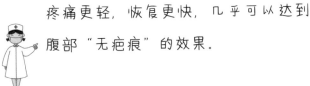

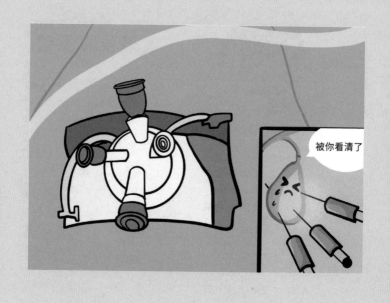

2009 年，德国的外科医生朗维莱尔（Langwieler）仅在脐部做一个小的切口，置入一个三通道套管，分别置入腹腔镜、硬性器械以切除胆囊，此后所有采用该术式的病例均取得成功。目前认为经脐单孔腹腔镜胆囊切除手术技术可行，其优点是能减轻术后不适、降低切口感染、减少切口疝的发生，同时能够减少腹部疤痕，取得较好的美容效果。

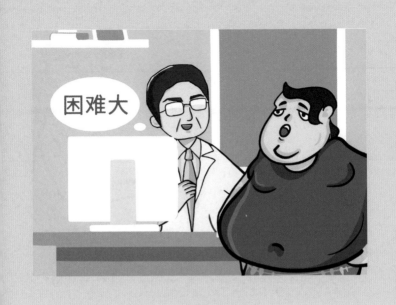

经脐单孔腹腔镜胆囊切除手术的缺点：经脐置入腹腔的视频设备和操作器械相互平行，很难在腹腔内形成角度，显露胆囊三角困难；手术时医生很难判定器械进入的深度和位置，影响手术操作；如遇患者过度肥胖，则手术困难更大。

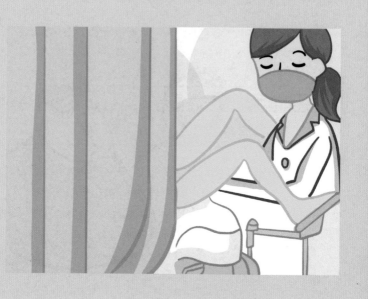

经自然腔道内镜外科技术（natural orifice transluminal endoscopic surgery，NOTES）：2007 年巴西祖尔龙（Zorron）医生为 4 例女性患者施行经阴道胆囊切除手术，手术时首先在直视下切开阴道，将双通道结肠镜置入腹腔，并成功切除胆囊，通过阴道取出胆囊，患者于术后 48 小时出院。

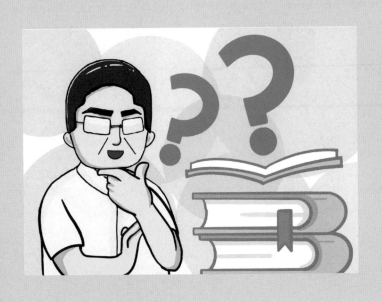

NOTES 技术的出现令人振奋，但 NOTES 不一定适合所有的胆结石患者，其安全应用还缺少足够的循证医学资料。NOTES 在胆囊牵引，从胆囊窝分离解剖胆囊和夹闭、切割胆管时仍困难重重。

胆囊手术的方式和优缺点

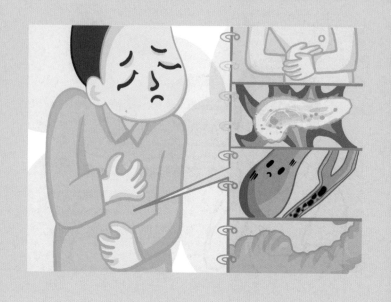

腹腔镜结合内镜的保胆取石术：传统的胆囊切除手术会给患者带来一定的影响，包括①胆囊术后消化不良、腹胀、腹痛、腹泻；②胆囊术后 Oddi 括约肌功能紊乱，诱发急性胰腺炎；③胆囊术后易发生胆总管结石；④增加患结肠癌的风险。

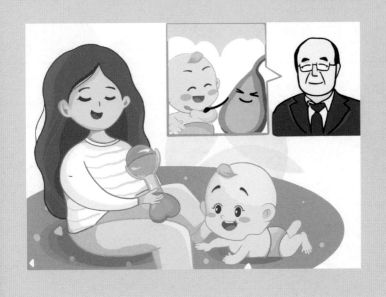

2006 年，德国的希雷（Ure）医生发现儿童胆囊结石患者接受保胆取石术后 20 个月，超声检查结果显示胆囊功能正常，因此建议患儿的胆囊结石以保胆取石手术为宜。张宝善医生从 1992 年开始在国内率先使用胆道镜技术对胆囊结石患者进行保胆取石治疗。

6

胆囊息肉危险吗?

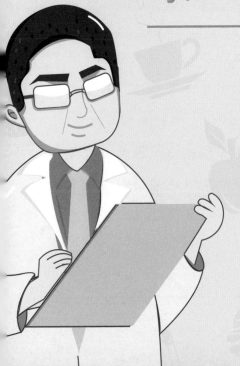

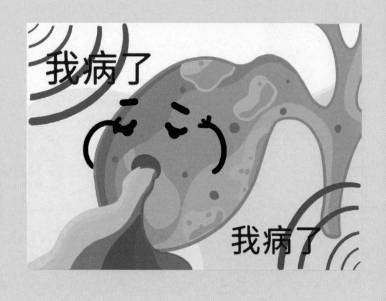

胆囊息肉一般症状轻微，甚至无症状，仅在 B 超检查时发现胆囊内有病变。少数患者有上腹不适、恶心呕吐、食欲减退等症状，可伴有腹痛，疼痛部位在右上腹或右季肋部，伴有向右肩背放射，一般情况下无发热和黄疸。

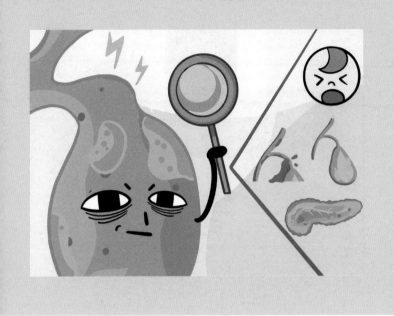

特殊情况下胆囊息肉也可引起黄疸、胆囊炎、胆道出血及胰腺炎等。位于胆囊颈部的长蒂息肉可诱发胆绞痛，在炎症感染时有急性发作的表现。胆囊息肉在治疗中一般都要经过三个时期，即快速增长期、相对稳定期和吸收消散期。

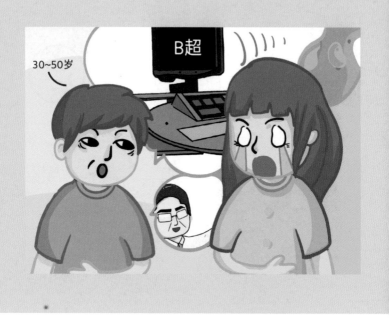

胆囊息肉在临床上的症状并无特异性，主要症状为中上腹部隐痛（发生率 46.9%）。发病年龄在 30 ～ 50 岁者占 57.8 %，以中青年为主，主要依靠超声检查诊断。但胆囊息肉常难以定性，临床对其良、恶性的鉴别诊断亦较困难。

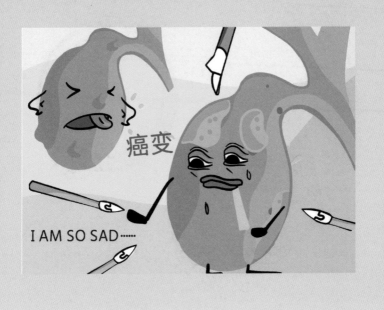

对于胆囊息肉，最关键的是辨别息肉的性质，有以下情况的息肉应当高度警惕，通常需要手术切除，以免发生癌变：①直径大于10毫米的隆起样病变；②单发病变；③胆囊息肉基底部较宽者。

　　　　　　　　　　胆囊息肉危险吗？

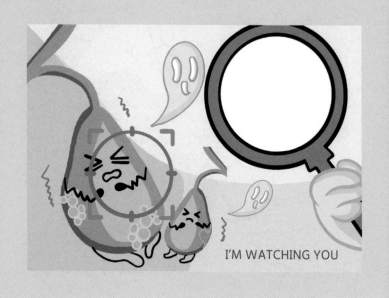

I'M WATCHING YOU

胆固醇性息肉约占胆囊息肉检出总数的70%，且恶变率极低。因此，如果其体积未超过一定范围，不影响生理功能或产生压迫症状，一般不作处理。炎性息肉约占总数的20%，一般是由于胆囊慢性炎症所致，对于个体较小、单独存在且发展较慢的炎性息肉建议定期复查。

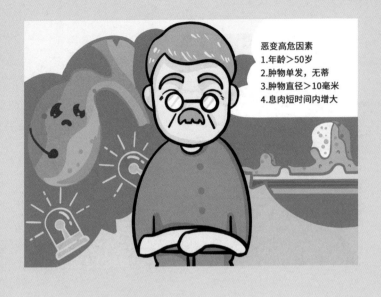

以下为胆囊息肉恶变的高危因素：① 患者年龄大于50岁；② 肿物为单发，无蒂；③ B超显示肿物直径大于10毫米；④ 息肉短时间内进行性增大，3～6个月增大超过50%。

　　　　　　　　　　　　胆囊息肉危险吗？

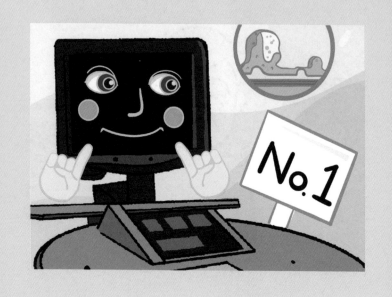

可以通过超声造影、增强CT、MRI（磁共振）来判断息肉的良恶性。超声造影在检出率上明显优于其他两种，因为超声造影能够细致地反映胆囊息肉样病变的周围血管情况及形态特征，其检出率最高，适合作为临床诊断胆囊良恶性肿瘤的首选方法。

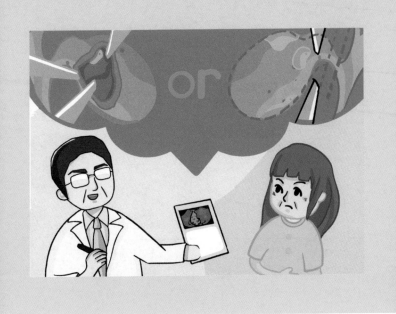

目前治疗胆囊息肉的方法，主要以手术治疗为主，辅以药物治疗。手术治疗主要分为腹腔镜胆囊切除术及腹腔镜保胆取息肉术等。如果胆囊功能尚可，可实施腹腔镜保胆取息肉术，而胆囊功能丧失者建议选择腹腔镜胆囊切除术。

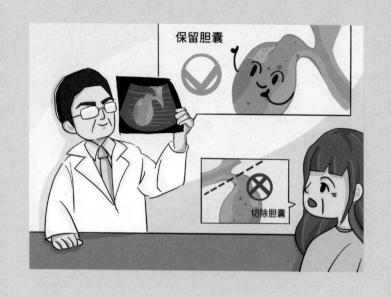

胆囊切除术后，患者失去胆囊，改变了胆汁代谢的生理过程，也会影响消化系统的功能。胆囊切除术的不良反应和并发症也越来越受到学者的关注和重视。因此，对于胆囊功能良好的良性胆囊息肉手术方式的选择应持慎重态度。

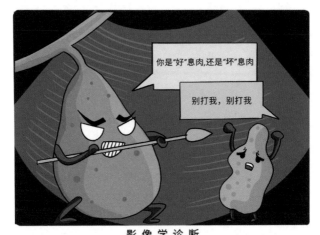

影像学诊断

总之，目前对于大多数胆囊息肉的处理以定期筛查为主。影像学检查在胆囊息肉的早期筛查中扮演了重要角色，也在指导胆囊息肉的手术治疗中起到重要作用。但由于胆囊息肉在影像学诊断中易受到诸如胆囊炎症的干扰，因而胆囊息肉良恶性的鉴别一直是困扰外科医生的难题。

胆囊息肉危险吗？

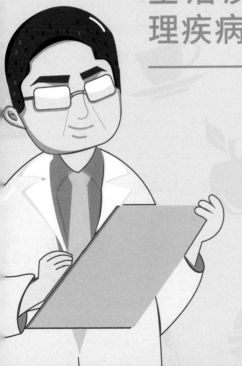

7

胆囊炎患者的
生活质量和心
理疾病

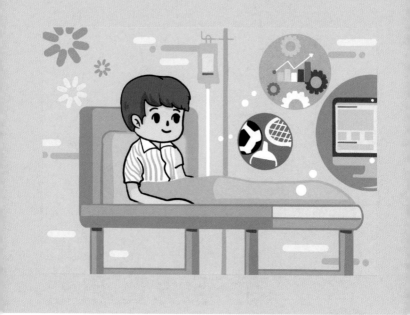

有学者将生活质量定义为患者预期或认为可达到的功能状态与现在的功能状态相比时产生的满足感和赞同感；也有学者将生活质量定义为完成日常工作、参加社会实践活动和追求个人兴趣爱好的能力，是患者对生活的总体评价和对周围生活环境的满意程度。

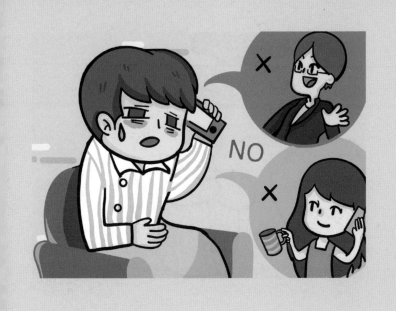

胆囊炎患者常伴有的不适症状包括疼痛、恶性、呕吐等胃肠道反应，可伴有右肩部的放射痛，进食油腻食物会加重等。因此，胆囊炎患者常常会因为身体不适等原因导致日常生活活动受限，并减少娱乐活动和社会交往，进而影响生活质量。

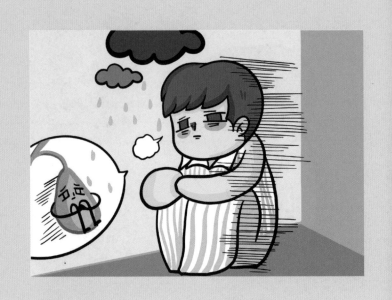

目前研究显示：胆道疾病可对患者生命质量产生相当大的负面影响，影响胆道疾病住院患者生活质量的相关因素主要为焦虑与抑郁情绪，表现为焦虑、抑郁情绪越严重，患者生活质量越差。

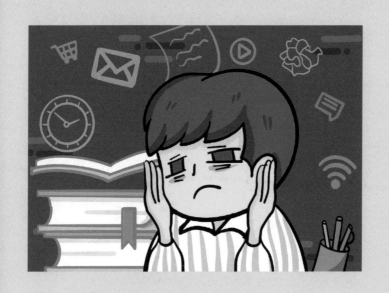

慢性胆囊炎患者情绪不稳定，其心理健康水平偏低。其中，抑郁影响着躯体性疾病的临床表现及其预后，同时对患者的生活质量也会产生消极影响，甚至可能增加社会功能缺陷和自杀的发生概率。

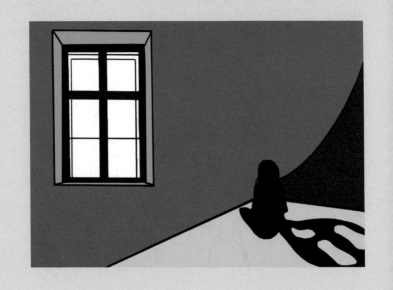

抑郁可以解释为：对事对人不积极、悲观。主要表现为心境悲伤、沮丧；在自我方面有自罪、自责、孤立感，有些人也会出现焦虑、易激动、紧张不安。抑郁是情绪障碍的一种，各阶层人群都可能存在，以思维迟缓、意志活动减退、抑郁心境以及思维内容障碍为主要特征。

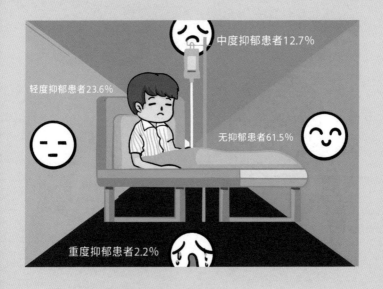

调查 275 名胆囊炎患者结果显示：胆囊炎患者中，无抑郁患者 169 人（61.5%），轻度抑郁患者 65 人（23.6%），中度抑郁患者 35 人（12.7%），重度抑郁患者 6 人（2.2%）。抑郁患者占所调查患者的 38.5%。

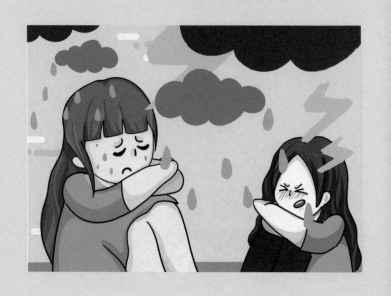

从性别上看，女性胆囊炎患者的抑郁程度高于男性。因为女性考虑的问题比男性多，更易出现精神紧张等抑郁症状，更需要社会支持。

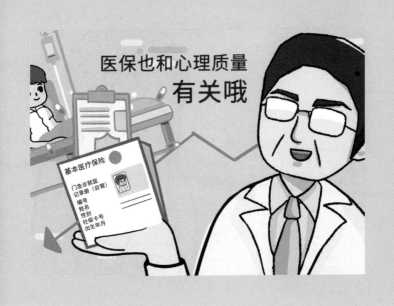

医保和公费患者抑郁率比自费的患者低。原因之一可能是医保和公费患者的工作和经济收入一般比较稳定，其承担的医疗费用没有自费患者那么多，获得的社会支持相对较多。

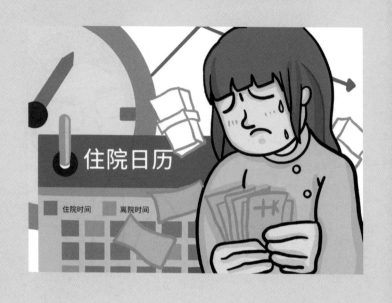

住院费用高的患者抑郁程度高于住院费用低的患者，住院天数多的患者抑郁程度高于住院天数少的患者。胆囊炎患者抑郁程度与社会支持成显著性负相关；抑郁程度与生活质量呈显著性负相关；社会支持与生活质量呈显著性正相关。女性胆囊炎抑郁患者在社会支持、主观支持和客观支持方面大多低于男性。

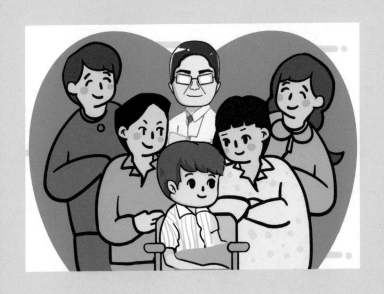

胆囊炎患者生活质量受多种因素影响，应采取针对性措施，减轻患者不良情绪，提供各种有利的社会支持，从而提高患者的生活质量。家人、朋友、同事和医务人员要给予患者多方面的支持，患者本人也要保持良好的心理状态。

8

胆有病，能吃鸡蛋吗？

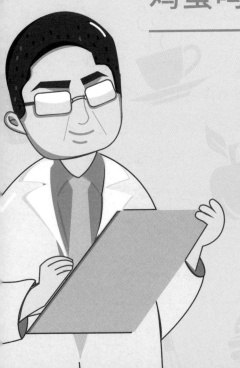

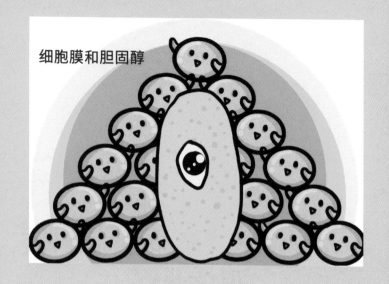

细胞膜和胆固醇

人体是由细胞组成的，细胞的一个重要结构就是细胞膜，细胞膜的稳定性能保持细胞的形态，细胞膜的流动性能让细胞具有一定的变形和吞噬作用。而胆固醇就是构成细胞膜的重要物质之一，它能维持细胞膜的通透性以保证细胞的生理功能。

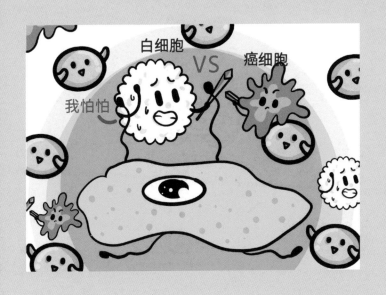

如果细胞膜中缺乏胆固醇，那么细胞会变得很"软"，就像泡过水的纸袋，很容易破。当血液中的胆固醇过低时，具有多种杀伤功能的白细胞数量就会减少、活性下降、功能降低，失去吞噬病原体及癌细胞的能力，容易导致癌症的产生。

　　　　　　　　　　胆有病，能吃鸡蛋吗？

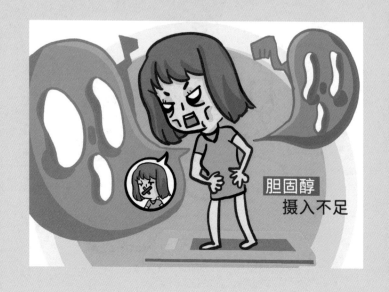

很多女性都有过度节食减肥导致月经减少甚至闭经的经历，原因就是节食导致胆固醇摄入不足，引起雌激素水平下降。缺少了雌激素的作用，子宫内膜生长就会变缓慢甚至不生长，进而导致月经减少或闭经。

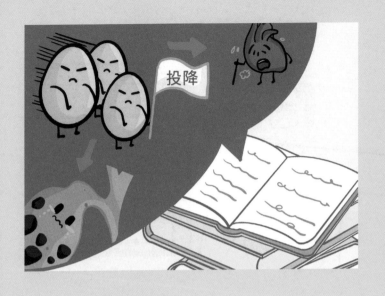

从19世纪开始，就有学者提出鸡蛋胆固醇含量相对较高，过多地摄入鸡蛋会导致人体血清胆固醇增高，进而引发胆囊结石、心血管疾病等。为了降低血清胆固醇水平，一些组织和个人提出了限制蛋类食物摄入的主张，这大大降低了蛋类食物的消费和利用。

胆有病，能吃鸡蛋吗？

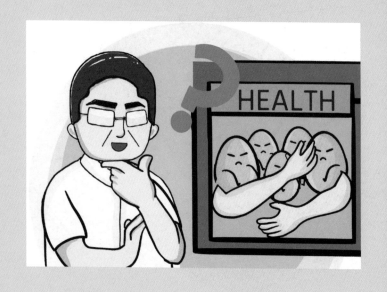

但也有人认为，中等程度蛋类的摄入对血清胆固醇水平不会产生任何影响。这场争论一直延续到现在，以致很多人，尤其是患有胆石症、心血管疾病的中老年人往往不敢吃鸡蛋。那么，究竟该如何看待鸡蛋中的胆固醇与人体健康的关系？

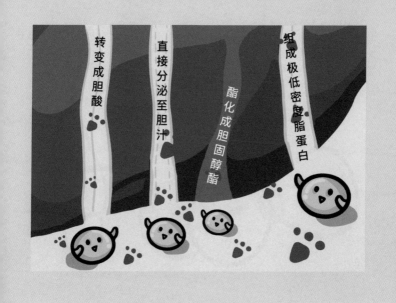

我们的身体对胆固醇的代谢有个自动衡定系统。吸收进体内的胆固醇到达肝脏后有4条路可走：① 80% 以上的胆固醇转变成胆酸；② 8% 直接以胆固醇的形式分泌至胆汁；③ 3.6% 被酯化成胆固醇酯；④ 8.4% 组成极低密度脂蛋白进入血液。

胆有病，能吃鸡蛋吗？

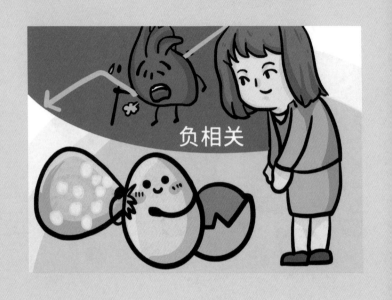

目前研究显示，鸡蛋中胆固醇的摄入量与人体血清胆固醇水平非正相关，人均食用鸡蛋的数量与冠心病病死率呈负相关。有这样一个实验，让健康人、心脏病患者或其他患者每天摄入 1 或 2 个鸡蛋，连续 10 天，结果发现他们的血清胆固醇含量并没有明显变化。

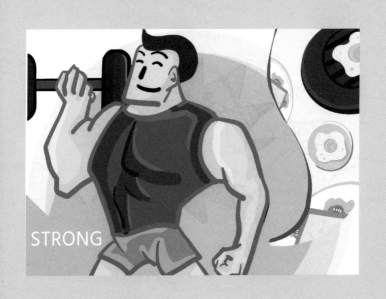

鸡蛋中的胆固醇对人类健康没有不良影响。蛋黄中的饱和脂肪酸仅占总脂肪的 1/3，是理想的低脂肪食物。鸡蛋中既含有可诱导动脉硬化的"坏胆固醇"——低密度脂蛋白，也含有可以防止动脉硬化的"好胆固醇"——高密度脂蛋白。

　　　　　　　　胆有病，能吃鸡蛋吗？

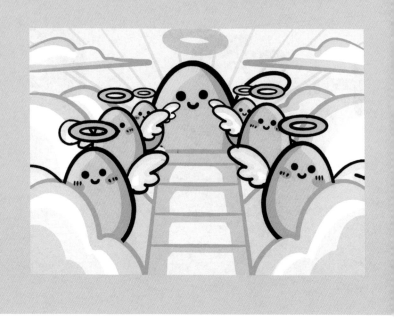

鸡蛋是人类已知营养成分最完善的食品之一，含有多种保护心脏的抗氧化维生素和调节血压的微量元素。适当食用鸡蛋（每天1～2个）是有利于人体健康的。

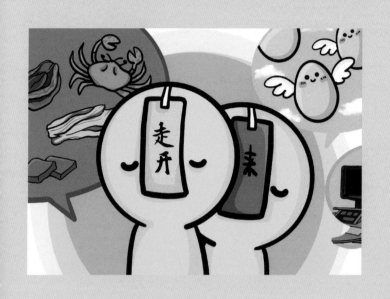

总之，胆囊如果有结石或者息肉，饮食上要以清淡为主，要限制高胆固醇饮食，例如动物内脏、螃蟹、肥肉、部分海鲜（如鲍鱼）等。鸡蛋可以每天吃1～2个，平时要多运动、多喝水，每半年至一年做一次胆囊超声检查。

胆有病，能吃鸡蛋吗？

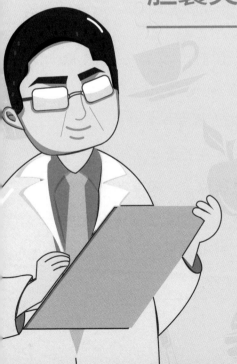

9

妊娠期发了急性胆囊炎怎么办？

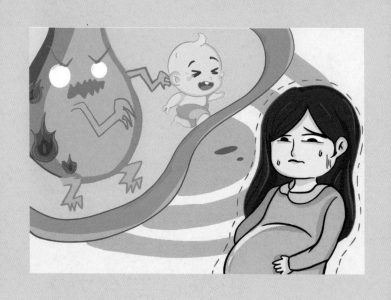

急性胆囊炎是妊娠期比较常见的急腹症，仅次于急性阑尾炎，发生率在 1/10000 ～ 1/1600 之间。可发生于妊娠各期，以妊娠晚期多见。急性胆囊炎可发生严重并发症，如胆源性胰腺炎、胆囊积脓、胆囊穿孔、急性腹膜炎等，炎症可诱发宫缩导致流产、早产、胎儿窘迫等，严重威胁孕妇和胎儿的生命安全。

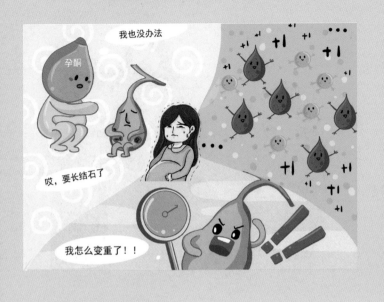

妊娠合并急性胆囊炎、胆石病的原因：① 妇女怀孕后体内孕激素增多，孕期孕酮升高，使胆囊排空时间延长，进而使胆结石的发生率增高；② 妊娠期血胆固醇及胆汁内胆固醇的浓度增高；③ 中晚期妊娠妇女胆囊的容量增加了2倍，而胆汁的排泄量却下降了，这样胆汁的残余容量就会增加，进而增加胆固醇结晶形成胆结石的概率。

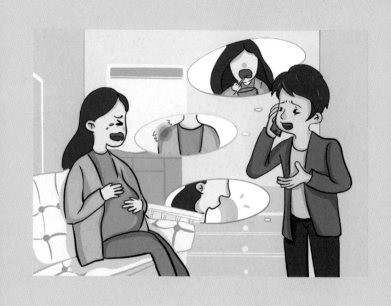

怎样做到早期诊断：患者既往多有右上腹疼痛病史，常在饱餐或过度疲劳后突发右上腹、上腹部正中或剑突下疼痛，阵发性加剧。疼痛可放射至右肩部、右肩胛下角或右腰部，少数患者可放射至左肩部。大部分患者可伴有恶心呕吐、寒战、发热，25%左右的患者合并黄疸。体格检查时会有右上腹明显的压痛。

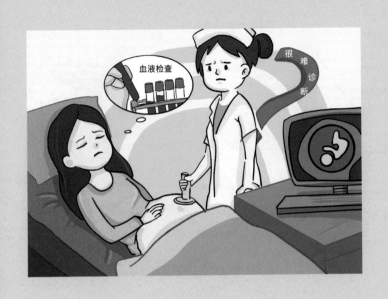

血液检查可提示血常规白细胞、胆红素和肝转氨酶升高；B超检查可见胆囊肿大、胆囊壁增厚或合并胆囊结石。由于妊娠期增大的子宫使脏器移位，妊娠期急性胆囊炎的体征常不典型，易被误诊为其他急腹症如急性阑尾炎、急性胰腺炎等。

　　　　　　　　妊娠发了急性胆囊炎怎么办？

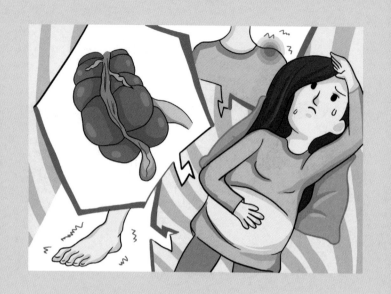

妊娠期间阑尾的位置随子宫的增大而逐渐上升，可高达右上腹部，容易与胆囊混淆。但是与急性阑尾炎的症状不同的是，急性胆囊炎发作时除有右上腹痛外，还可伴有剑突下痛、右肩胛区放射性疼痛，而且急性胆囊炎引发的腹痛呈阵发性绞痛，多在进食后几分钟到数小时发作。X线和CT检查可能对胎儿造成伤害，其使用受到限制，因此当超声检查结果不确定时，可以加用磁共振检查以提高诊断的准确性。

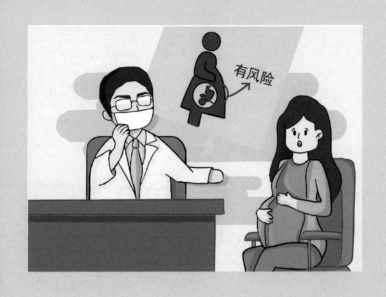

妊娠期急性胆囊炎的治疗：妊娠期急性胆囊炎治疗原则与非妊娠期一致。由于妊娠期手术治疗风险较大，因此，多优先选用保守治疗，包括缓解症状，控制感染和预防并发症。但保守治疗复发率较高，一旦复发，病情较前加重，会增加手术难度和中转开腹的概率，而且容易引发早产。

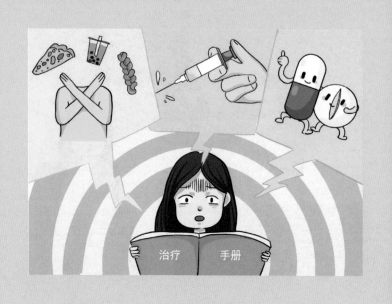

保守治疗包括：① 控制饮食，急性期予以禁止脂肪饮食，缓解期可给予高糖、高蛋白、低脂肪、低胆固醇饮食。② 对症治疗，可使用解痉止痛类药物，如阿托品或哌替啶肌内注射。症状缓解期可适当服用利胆药，促进胆囊排空。③ 抗感染治疗，应选用头孢菌素类抗生素，该类抗生素对胎儿无不良影响。

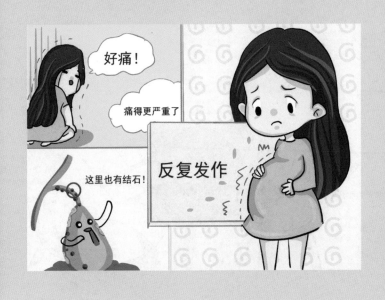

需要手术治疗的情况如下：①非手术治疗无效，且病情加重；②有明显的腹部压痛或者腹部肌肉紧张，急诊医生怀疑为坏疽性胆囊炎、胆囊穿孔、胆囊周围积液等；③合并胆总管结石、胆管炎，出现眼睛巩膜、尿液、唾液黄染；④妊娠期胆绞痛反复发作多于3次。

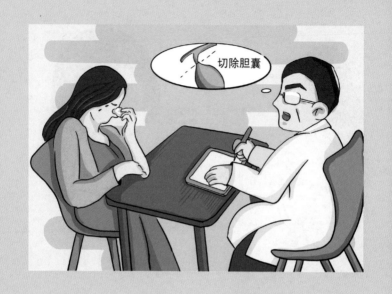

手术方式包括腹腔镜胆囊切除术或胆囊造瘘术。由于孕妇子宫增大使腹腔空间减小，腹腔镜手术时使用气腹会增加腹腔内压，并加剧孕妇血流动力学的改变，因此孕妇易出现心律不齐、心肺功能不全等并发症。

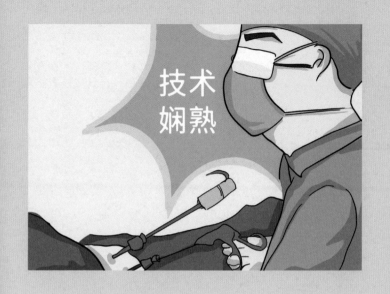

但目前认为妊娠期腹腔镜胆囊切除术是安全有效的治疗方法。妊娠期急性胆囊炎患者可选择腹腔镜胆囊切除手术治疗，但要求术者具有娴熟的腹腔镜操作技术和丰富的胆囊疾病诊治经验。

妊娠发了急性胆囊炎怎么办？

10

有了肝囊肿怎么办?

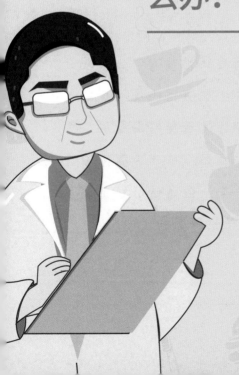

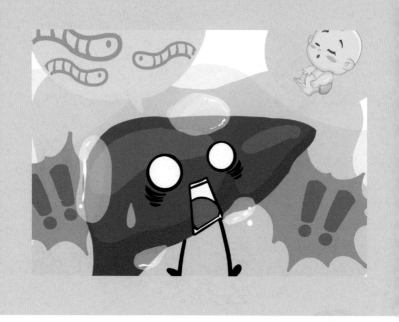

许多胆囊疾病患者在行检查时，会发现合并肝囊肿。外科医生在进行胆囊手术的过程中，也会发现部分患者伴有肝囊肿。肝囊肿是肝脏的良性疾病，可分为寄生虫性和非寄生虫性两大类，前者以肝包虫病多见，后者主要指先天性肝囊肿。

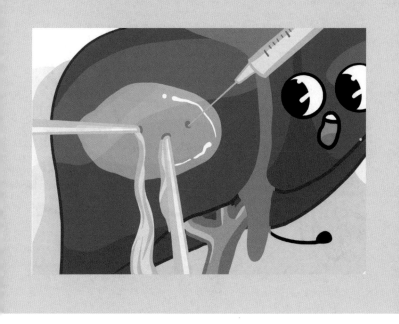

肝囊肿的治疗包括肝切除术、囊肿切除术、腹腔镜肝囊肿开窗术以及 B 超引导下的介入疗法，目前最常用的方法是后两种。腹腔镜肝囊肿开窗术具有创伤小、恢复快等特点，已成为治疗先天性肝囊肿的重要方法，对年龄较大、伴有高血压、糖尿病及其他疾病者尤其适用。

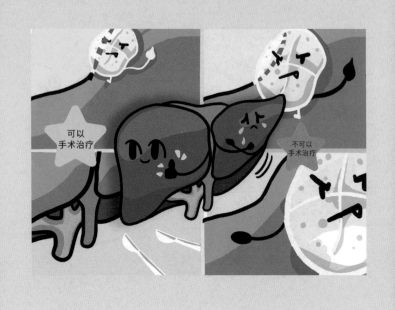

腹腔镜手术治疗先天性肝囊肿有一定的适应证：①囊肿为单发或单发多房性，位置表浅，距离肝脏表面不超过1厘米为宜；②腹腔镜胆囊切除术中发现的肝囊肿。

而以下情况就不适合：①囊肿位置深，距离肝脏表面超过1厘米；②囊壁增厚的巨大肝囊肿。

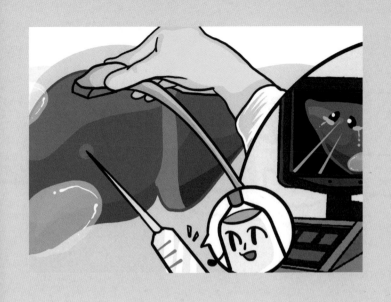

B 超引导下肝囊肿穿刺并注入硬化剂——无水乙醇治疗肝囊肿，这一方法大大降低了单纯肝囊肿穿刺引流的复发率，成为经皮肝囊肿介入治疗的一种较为理想的方法。该方法存在的主要问题包括治愈囊肿的最低有效乙醇浓度、最大乙醇用量难以确定，等等。

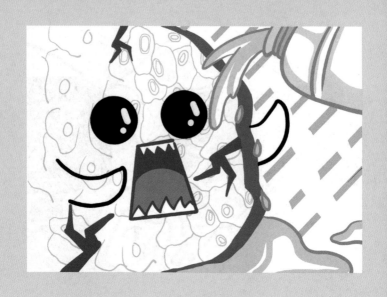

肝囊肿内的囊液由囊壁上皮细胞分泌，上皮细胞不断分泌囊液导致囊肿不断增大。实验证明，乙醇与囊壁上皮接触1～3分钟，就可使上皮细胞固定、失活、蛋白凝固变性，导致细胞死亡，不再分泌囊液，并使囊壁粘连，从而使囊腔闭合、囊肿消失。

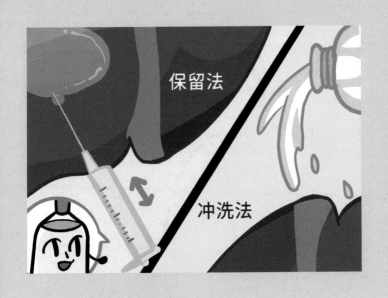

乙醇硬化治疗肝囊肿的方法可分为保留法和冲洗法。保留法：注入囊腔容积20%的乙醇，最多不超过100毫升，保留20分钟，然后抽尽乙醇结束治疗。冲洗法：抽尽囊液后，用20～50毫升的乙醇冲洗，再反复注入乙醇直至囊液澄清。

有了肝囊肿怎么办？

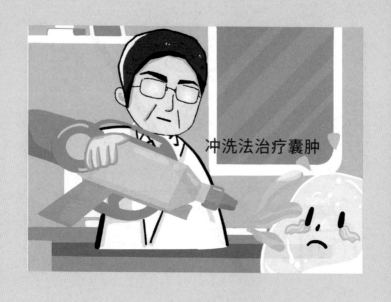

冲洗法治疗囊肿

小囊肿采取置管后单次或 2 次保留囊腔容积 20% 的乙醇 20 分钟；大囊肿采取多次保留法。肝囊肿的总体治愈率为 71% ~ 100%。目前国内多主张采用冲洗法治疗肝囊肿，治愈率在 60% ~ 82%，有效率为 100%。

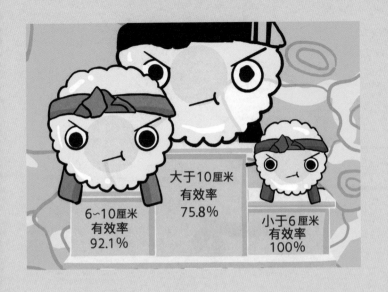

囊肿直径越小，硬化效果越好。肝囊肿直径小于6厘米、6～10厘米、大于10厘米的治愈率分别为80%、44.5%、18.2%，有效率分别为100%、92.1%、75.8%。因此符合适应证的肝囊肿应尽早治疗，以获得最佳疗效。

有了肝囊肿怎么办？

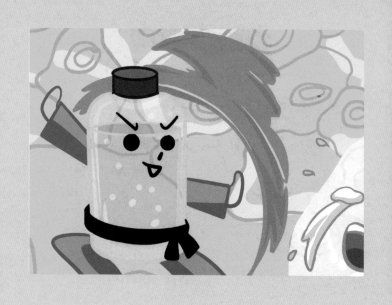

多次乙醇硬化治疗有效率为 95%，显著高于
1 次硬化治疗的有效率（57%），并且 2 次
乙醇硬化治疗的复发率为 0%，较 1 次硬化
复发率（32%）明显降低。保留法治疗小囊
肿时，多采用单次保留 20 ～ 60 分钟；而大
囊肿则采用多阶段保留（有文献报道最长
保留时间为 220 分钟，并取得了较好疗效）。

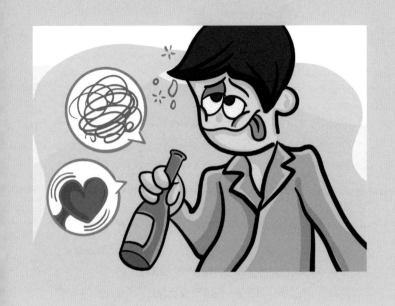

由于囊壁对乙醇的吸收和渗漏等原因，患者常出现醉酒反应，如口中呼出酒味、恶心、面色潮红、头晕、呼吸和心率加快等。乙醇饮用者全血中乙醇达1克/升时为醉酒，达2克/升时为中毒量，达5克/升即为致死量。为防止出现严重的神经毒性反应，现认为单次注入肝囊肿内的酒精不能超过100毫升，该剂量经临床试验验证为安全剂量。

参考文献

[1] 李越华, 崔江云, 王琨. 残余胆囊 104 例临床分析 [J]. 中国中西医结合外科杂志, 2006, 12(4): 350-351.

[2] 黄水明, 刘小娟, 李宏吉. 残株胆囊疾病的超声诊断价值 [J]. 浙江中西医结合杂志, 2015, 25(4): 402-403.

[3] 朱铖, 周海伟, 王红梅, 等. 超声造影与增强 CT 在胆囊疾病诊断中的对比分析 [J]. 医学影像学杂志, 2011, 21(1): 65-67.

[4] 钱林学, 贵玉, 冯彦红. 单纯性肝囊肿酒精硬化治疗的进展 [J]. 世界华人消化杂志, 2007, 5(31): 3253-3256.

[5] 蔡秀军, 刘金钢, 张学文. 胆道感染及其处理原则 [J]. 中国实用外科杂志, 2011, 31(9): 877-879.

[6] 杨芳, 马美湖. 鸡蛋胆固醇与人体健康 [J]. 中国家禽, 2009, 31(14): 29-35.

[7] 苏文博, 董晨光, 王世明. 胆囊结石分类研究的新进展 [J]. 中国当代医药, 2015, 22(10): 18-20.

[8] 窦炜. 肝胆管结石诊治研究进展 [J]. 中国实用内科杂志, 2014, 34(2): 53-55.

[9] 李月廷. 胆囊结石手术方式的百年进展 [J]. 中华腔镜外科杂志, 2010, 3(1): 120-126.

[10] 刘爽. 胆囊炎患者抑郁、社会支持及生活质量的相关性研究 [J]. 医学与法学杂志, 2020, 4(1): 164-165.

[11] 王彬, 席小青. 胆囊息肉的诊治现状 [J]. 检验医学与临床, 2014, 11(13): 1851-1855.

[12] 刘燕萍 . 胆石症与营养 [J]. 肠外与肠内营养 , 2001,8(3): 188-190.

[13] 王世平 . 妊娠合并胆囊炎及胆石症的临床观察与分析 [J]. 中国卫生标准管理 , 2015(28): 68-69.

[14]   郑怀竞 , 李金明 . 实验室血中乙醇浓度的检测 [J]. 中华肝病学会肝脏病杂志，1995(3): 237-238.

图书在版编目（CIP）数据

三分钟知胆病 . 2 / 赵刚，王毅兴编著 . -- 上海：
同济大学出版社，2022.9
ISBN 978-7-5765-0269-5

Ⅰ . ①三… Ⅱ . ①赵… ②王… Ⅲ . ①胆囊疾病－防
治 Ⅳ . ① R575.6

中国版本图书馆 CIP 数据核字 (2022) 第 162447 号

三分钟知胆病 2

赵刚 王毅兴 编著

责任编辑 朱 勇
助理编辑 朱涧超
责任校对 徐逢乔
装帧设计 张 微
插画设计 王诗圆
学术秘书 姜 敏

出版发行 同济大学出版社 www.tongjipress.com.cn
（地址：上海市四平路 1239 号 邮编：200092
电话：021–65985622）
经 销 全国新华书店
印 刷 上海丽佳制版印刷有限公司
开 本 787mm×1092mm 1/32
印 张 4
字 数 90 000
版 次 2022 年 8 月第 1 版
印 次 2022 年 8 月第 1 次印刷
书 号 ISBN 978-7-5765-0269-5
定 价 35.00 元